CANCER DU CORPS DU PANCRÉAS

à forme aortique

PSEUDO-ANÉVRISMALE

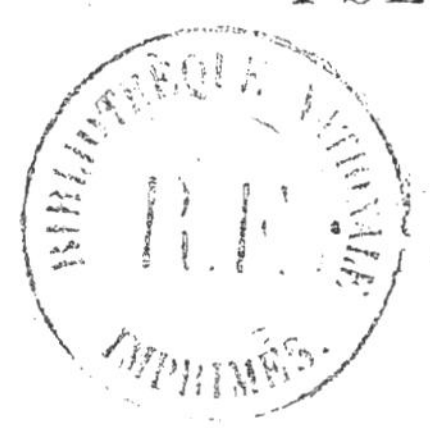

PAR

Le Dʳ Henri GIMBERT

LYON

A. REY & Cⁱᵉ. IMPRIMEURS-ÉDITEURS DE L'UNIVERSITÉ

4, RUE GENTIL, 4

1902

CANCER DU CORPS DU PANCRÉAS

A forme aortique

PSEUDO-ANÉVRISMALE

CANCER DU CORPS DU PANCRÉAS

à forme aortique

PSEUDO-ANÉVRISMALE

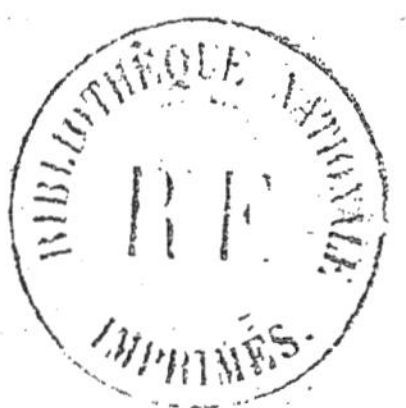

PAR

Le D#r Henri GIMBERT

LYON

A. REY & C#ie. IMPRIMEURS-ÉDITEURS DE L'UNIVERSITÉ

4, RUE GENTIL, 4

1902

A LA MÉMOIRE DE MON PÈRE

A MA MÈRE

MEIS ET AMICIS

A mon Président de Thèse

M. le Professeur BONDET

A Monsieur le Docteur BARJON

Médecin des Hôpitaux.

INTRODUCTION

Pendant notre dernier semestre d'externat dans la clinique de M. le professeur Bondet, nous avons eu l'occasion d'observer un malade des plus intéressants.

Il s'agissait d'un homme qui entrait pour des douleurs violentes presque sans rémission siégeant à l'épigastre, un peu à gauche de la ligne médiane. La palpation révélait à ce niveau une tumeur animée de battements, et l'auscultation, sans aucune pression, du stéthoscope, un souffle systolique assez intense suivi d'un second bruit anormal diastolique. Pas de retard du pouls fémoral sur le pouls radial. En outre, tout le système cardio-vasculaire de notre malade présentait un état d'éréthisme très marqué. Jusqu'à plus ample informé, on admit le diagnostic d'anévrisme de l'aorte abdominale. Mais, peu à peu, le malade se cachectise les symptômes d'ectasie et d'éréthisme disparaissent. On abandonne l'idée d'anévrisme pour admettre l'existence d'un néoplasme sans pouvoir en préciser le siège.

Finalement, le malade succombe, et à l'autopsie, on trouve un cancer du corps du pancréas.

M. le Dr Barjon, alors chef de clinique et faisant par intérim le service, nous suggéra l'idée d'en faire le sujet de notre thèse ; qu'il veuille bien recevoir ici le témoignage de notre profonde reconnaissance, non seulement pour nous avoir guidé dans notre travail, mais aussi pour la bienveillance qu'il nous a toujours témoignée pendant le semestre que nous avons passé à la clinique.

Nous rendons hommage à l'illustre mémoire de M. le professeur Ollier dont nous avons été l'externe.

M. le professeur Bard avait bien voulu nous admettre au nombre de ses externes, qu'il reçoive l'expression de notre gratitude.

M. le professeur agrégé Jaboulay s'est montré pour nous un maître bienveillant ; il a droit à notre reconnaissance et à notre admiration.

Nous avons fini notre externat dans la clinique de M. le professeur Bondet ; que MM. les Drs Chatin, professeur agrégé, Barjon, chef de clinique, Pierry, chef de clinique adjoint, qui l'ont tour à tour suppléé, reçoivent nos remerciements pour leur bienveillance et leur enseignement éclairé.

Merci enfin à tous nos maîtres dans les hôpitaux et à la Faculté.

M. le professeur Bondet nous a fait l'honneur d'accepter la présidence de notre thèse, nous le prions de vouloir bien agréer l'expression de nos respectueux remerciements.

Nous n'aurions garde d'oublier M. le Dr Viannay, interne des hôpitaux, qui nous a aidé dans notre tâche, et nous a toujours témoigné une cordiale et sincère amitié.

CANCER DU CORPS DU PANCRÉAS

A forme aortique

PSEUDO-ANÉVRISMALE

CHAPITRE PREMIER

HISTORIQUE

La notion de cancer primitif du pancréas est en somme de date relativement récente ; Willigt et Förster sont des premiers à en parler et encore, les cas qu'ils en rapportent sont des trouvailles d'autopsie et le diagnostic n'en fut jamais porté pendant la vie.

Mendière (1836), Da Costa, Friedreich, Franck, Gouguenheim, Bonnamy, Salles, Taylor, Ramé, Madrey (1883) l'étudient successivement et en publient de nombreuses observations.

La période clinique commence avec la thèse de Vernay (Lyon 1884) inspirée par le professeur R. Tripier. Mais il faut arriver au remarquable travail de MM. Bard et Pic *(Revue médicale*, 1888) pour voir grouper tous les symptômes épars et diffus de l'affection en un syndrome exact et clinique qu'Hanot définissait au Congrès de Tunis (1895) : « Le syndrome Bard et Pic. »

Ce syndrome est repris et mis en lumière par M. Bret dans un article de la *Province médicale* de 1891.

Après eux on s'est attaché à décrire des formes particulières et anormales. Parisot (thèse de Paris, 1892) et Lucron (thèse de Paris 1893) parlent d'une forme douloureuse et la décrivent longuement. Perdu (Lyon, 1893) signale dans sa thèse des formes glycosurique, hépatalgique, avec sténose pylorique.

D'autres, Bachon (thèse de Lyon 1899), des formes cachectique simple, pseudo-hépatique (ascitique), pseudo-pylorique dont la symptomatologie varie avec la situation et le volume de la tumeur. Tantôt il manque tel symptôme de premier ordre comme l'ictère, tantôt, au contraire, on voit s'ajouter un élément nouveau : ascite, glycosurie, douleurs hépatiques, vomissements constants.

Mais nous avons eu beau fouiller la littérature pathologique, nous n'avons guère trouvé, se rapportant exactement à la forme pseudo-anévrismale du cancer du corps du pancréas, qui nous intéresse, que les quelques cas que nous citons dans le cours de notre travail.

C'est d'abord l'observation de Caron (thèse de Paris 1889). Puis la communication de MM. Jaboulay et Destot à la Société des Sciences médicales de Lyon, 1890.

Cependant M. Mirallié dans un article de la *Gazette des Hôpitaux* sur le cancer primitif du pancréas (19 août 1893) s'exprime ainsi : « Plus intéressante est la compression de l'aorte abdominale soulevée par des battements artériels : La tumeur est souvent prise pour un anévrisme et la confusion est d'autant plus facile que souvent à ce niveau on entend un bruit de souffle. Cette pulsation du carcinome pancréatique a été signalée par Andral, Battersby, Charlston Bastien, Teissier, Labadie-Lagrave. » Il est regrettable qu'aucune observation ne vienne, dans cet article, rendre plus palpable l'intérêt de cette question.

Enfin, MM. Pic et Tolot publient dans la *Province médicale* (mai, juin 1900) l'observation qui fait l'objet d'une partie de la thèse de Bachon (Lyon 1899) et qui est absolument identique à celle que nous devons à l'obligeance de M. le Dr Barjon.

MM. Pic et Tolot ont bien signalé le syndrome pseudo-anévrismatique chez leur malade ; ce même syndrome nous l'avons retrouvé aussi complet dans notre cas. Cette coïncidence de deux faits analogues observés en moins de deux ans était bien faite pour attirer l'attention.

C'est ce qui nous a engagé à entreprendre l'étude de ces observations pour en analyser les symptômes et la marche clinique ; pour essayer aussi d'expliquer au moins par quelques considérations théoriques à défaut de recherches personnelles originales, un ensemble de manifestations aussi anormales dans l'évolution du cancer du pancréas, telle que nous l'enseignent les classiques.

CHAPITRE II

OBSERVATIONS

OBSERVATION I (inédite.)

(Due à l'obligeance de M. le Dr Barjon)

B... Etienne, soixante-quatre ans, vigneron. Entré le 20 juin 1901, salle Saint-Augustin (Hôtel-Dieu).

Père et mère morts de vieillesse. Six frères ou sœurs. Deux seulement sont encore vivants ; deux autres sont morts l'une à soixante ans, probablement de tuberculose pulmonaire, l'autre, à un âge avancé, d'affection cardiaque. Enfin deux sont morts en venant au monde : le troisième et le dernier.

Excellente santé dans l'enfance. Cet homme fut toujours sujet à s'enrhumer l'hiver ; ses rhumes duraient de deux à trois semaines au maximum. Jamais d'autre affection des voies respiratoires.

Il n'a pas fait de service militaire et a passé toute son existence en Beaujolais occupé à cultiver la vigne.

Alcoolisme d'état. 1 lit. 1/2 de vin chaque jour en hiver ; 3 ou 4 en été ; de temps en temps un peu d'eau-de-vie de marc (pas tous les jours), jamais d'absinthe.

Nie toute maladie vénérienne.

Pas d'impaludisme.

Marié à vingt-huit ans, cet homme eut cinq enfants. Deux sont morts ; l'aîné à six semaines avec du muguet, le troisième à treize mois de la variole en 1871 ; les trois autres sont bien portants. Sa femme n'a jamais fait de fausses couches.

Cet homme a toujours joui d'une excellente santé jusqu'il y a six mois et n'a jamais eu aucune maladie aiguë.

Il a toujours eu, dit il, le côté gauche plus faible et plus sensible que l'autre, à la suite d'un coup de pied de cheval reçu à vingt et un ans, dans l'hypocondre gauche et d'une chute qu'il fit sur le même côté une vingtaine d'années après.

Il a surtout ressenti des points dans ce côté gauche et, s'il lui arrivait de s'endormir sur ce côté, il était bientôt réveillé par une douleur assez vive. Jamais de douleurs en ceinture.

Depuis un an ou deux, il eut de fréquents lombagos pour lesquels il se mit à porter une ceinture de flanelle.

Enfin, il y a six mois, il commença à ressentir une douleur fixe dans l'hypocondre gauche qui alla peu à peu en augmentant d'intensité et, bientôt, le priva à peu près complètement de sommeil. En même temps, son appétit diminuait; il a maigri d'environ 5 à 6 kilogrammes.

A son entrée, le malade attire de suite l'attention du côté de son hypocondre gauche. Il se tient dans son lit couché sur le côté droit ayant la position dite en chien de fusil. Toute autre position : décubitus latéral gauche ou dorsal devient au bout d'un moment intolérable.

A la palpation de l'hypocondre gauche, on sent une tumeur rénitente profondément située ayant environ le volume du poing, douloureuse à la pression. Cette tumeur est animée de battements avec expansion. L'auscultation y révèle : 1° Un souffle synchrone avec la diastole artérielle ; 2° immédiatement après, un bruit synchrone avec la systole artérielle mais qui n'a pas le timbre soufflant. Synchronisme absolu avec les pouls fémoraux.

Il n'y a pas de retard entre le pouls radial et le pouls fémoral du même côté. Les artères sont animées de battements assez violents, rappelant la symptomatologie artérielle, de la maladie de Corrigan, mais sans aucun signe d'auscultation au foyer aortique.

La percussion de l'abdomen dans l'hypocondre révèle partout de la sonorité.

Le seul trouble objectif dont se plaigne le malade est constitué par les douleurs qu'il ressent dans l'hypocondre et qui l'empêchent de dormir. Pas d'autres irradiations douloureuses ni douleurs en ceinture ni crampes dans les jambes.

Jamais d'œdème des membres inférieurs, jamais de dyspnée.

Les urines ne contiennent ni sucre, ni albumine. Urée 27 grammes par litre.

L'appétit est très diminué ; il reviendrait un peu cependant depuis quelques jours. Légère constipation depuis un mois que le malade est au régime lacté. Jamais de vomissements.

Le malade ne tousse pas : aux poumons respiration emphysémateuse.

Aucun trouble urinaire.

Foie plutôt petit ; circulation complémentaire.

Rate normale.

Rien au cœur.

Pas d'ictère, pas de teinte jaune paille.

Température à l'entrée 37°8.

10 septembre. — Le point douloureux a toujours été très fixe. Il correspond exactement au foyer des battements, c'est-à-dire au niveau de la portion sus-ombilicale de l'abdomen, un peu à gauche de la ligne médiane. La pression de ce point augmente très nettement les douleurs ; les irradiations se produisent surtout dans la fosse iliaque du même côté, mais à peu de distance.

Ces douleurs intenses et toujours bien localisées au même point ont persisté pendant trois mois environ intolérables, empêchant tout sommeil, arrachant des cris au malade qui est cependant très courageux. Elles n'étaient calmées que par des piqûres d'héroïne qu'on lui faisait régulièrement chaque soir.

Jamais rien du côté du foie, aucune douleur hépatalgique spontanée, aucune douleur à la palpation du foie.

Le malade s'est peu à peu cachectisé.

Depuis quelques jours son ventre est un peu ballonné. En outre, il y a un peu d'ascite : flot lombo-abdominal de Bard.

Les douleurs ont beaucoup diminué, elles persistent au même point mais très supportables. Les battements et les phénomènes d'expansion artérielle ont cessé en même temps que les fortes douleurs.

17 septembre. — L'ascite a peu augmenté. Foie petit : son bord inférieur ne dépasse pas les fausses côtes, sa matité totale n'excède pas cinq travers de doigt.

Matité splénique très petite.

8 octobre. — Pas d'œdème des membres inférieurs. Œdème latent de la région lombaire. Boule d'œdème vers la 7° vertèbre cervicale. Son ascite semble avoir augmenté. Matité plus nette dans les flancs. Flot lombo-abdominal persiste plus net.

Le malade ne s'alimente presque pas ; la moindre nourriture lui donne des pesanteurs gastriques, des douleurs. Jusqu'à présent, tendance à la constipation ; depuis huit jours ; au contraire, la diarrhée s'est installée.

Les ganglions inguinaux sont durs, roulent sous le doigt et paraissent un peu plus volumineux du côté droit. On les perçoit bien plus nettement qu'avant. Ils ont sûrement augmenté de volume et de consistance depuis trois semaines environ.

11 octobre. — Le foie part à peu près de la 5° côte sur la ligne mammelonnaire, s'arrête au niveau des fausses côtes.

Dimensions normales.

Météorisme abdominal. Diarrhée plus abondante (10 à 12 selles en 24 heures) de suite après l'ingestion des aliments.

Ascite plus abondante avec matité déplaçable. La cachexie a considérablement augmenté, les yeux sont excavés et le malade a un facies squelettique.

Langue rouge desquamée.

Alimentation à peu près nulle.

18 octobre. — Le malade est mort ce matin à 5 heures.

Pendant les jours qui ont précédé la mort, le malade est resté confiné au lit ne parlant pas, bougeant à peine, blotti sous ses couvertures. L'amaigrissement et l'état cachectique étaient poussés à leurs dernières limites.

Le teint est resté constamment pâle et décoloré, mais à aucun moment n'a présenté d'ictère ni de teinte jaunâtre.

Les urines ont été examinées souvent ; il n'y a eu à aucun moment ?

Ni polyurie,
Ni glycosurie,
Ni albuminurie.

Autopsie le 19 octobre 1901. — Cadavre très émacié ; le tissu cellulo-adipeux a presque complètement disparu, laissant une véritable dissection naturelle des nerfs et des vaisseaux.

Ouverture de l'abdomen. — Il s'écoule une certaine quantité de liquide ascitique (4-5 litres). L'estomac est petit, rétracté sur lui-même : l'intestin de même ; en certains points, calibre très réduit, vacuité par suite de l'absence presque totale d'alimentation dans les derniers jours de la vie. Nombreux ganglions mésentériques engorgés ; noyaux secondaires dans le foie. *Tumeur primitive du pancréas.*

Ouverture du thorax. — Les plèvres sont adhérentes des deux côtés par de nombreux tractus lâches, facilement détachables, quelques centimètres cubes de liquide aux bases (25 à 50 cc.).

Symphyse péricardique totale, mais lâche ; on sépare facilement avec le doigt et on isole le cœur.

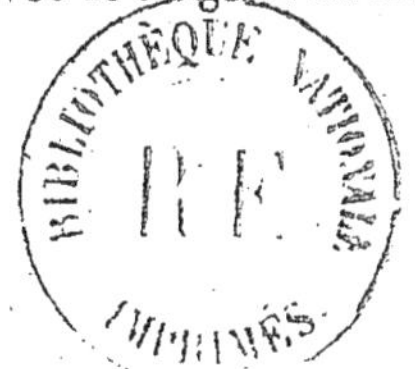

Eviscération totale. Dissection et examen des organes :

Poumons. — Relativement sains. Emphysème très marqué. Aucune cicatrice tuberculeuse. Sur le poumon droit, à la partie antérieure, on trouve un petit foyer gangreneux superficiel avec participation de la plèvre.

Cœur. — Petit, mais normal. Aucune lésion valvulaire. Orifices suffisants.

Les valvules aortiques présentaient quelques dépôts calcaires qui ne gênent pas leur fonctionnement. L'aorte est assez fortement dilatée, comparativement au volume du cœur. Quelques lésions athéromateuses.

L'aorte thoracique et abdominale est examinée dans toute son étendue au voisinage de la tumeur pancréatique. Elle adhère par les branches qui en émanent, mais la paroi propre de l'aorte n'est pas intéressée et se dissèque assez facilement.

Au niveau de la bifurcation de l'aorte abdominale existe une plaque calcaire très dure et assez étendue, qui se prolonge de quelques millimètres sur les iliaques.

La tumeur primitive occupe la partie moyenne et la queue du pancréas ; le côté droit ou tête est complètement indemne. On cherche les rapports de cette tumeur avec l'intestin et les voies biliaires. On dissèque le duodénum, la vésicule, le canal cystique et le cholédoque. La vésicule est distendue sans exagération, remplie de bile. Le cystique a son volume normal ; par contre, le cholédoque et surtout l'hépatique sont très augmentés de volume, turgescents (grosseur d'un porte-plume). Ils ne sont pas en rapport cependant avec la tumeur primitive, mais seulement avec des ganglions. Ces canaux sont, d'ailleurs, tous perméables et le duodénum a sa muqueuse toute imprégnée de bile jaune, épaisse, visqueuse, qui éloigne toute idée de rétention totale. Le malade, d'ailleurs, n'a jamais eu d'ictère. Pas de calculs dans la vésicule, ni les canaux.

Le duodénum est facile à isoler. Il n'est, en aucun point, en rapport immédiat avec la tumeur ; il en est séparé par 3 à 4 centimètres de tissu pancréatique sain, de consistance et d'aspect normaux (la tête du pancréas). La muqueuse est saine et l'on trouve facilement l'ampoule de Water et la caroncule où vient faire saillie le stylet dans le cathétérisme biliaire.

La portion moyenne et la queue du pancréas forment une tumeur dure, résistante à la coupe qui présente un aspect blanc nacré.

Nombreux ganglions cancéreux dans tout le mésentère, au niveau du hile du foie et aussi dans les plis inguinaux des deux côtés.

Le foie. — Est de volume normal, plutôt petit. Il est complètement farci de noyaux secondaires, peu étendus et donnant à la coupe l'aspect de taches de bougie.

Les canalicules biliaires inter lobulaires de distribution sont dilatés et distendus par la bile ; mais cette rétention ne dépasse pas la limite des canaux d'un certain volume ; le lobule n'est pas imprégné de bile et le parenchyme hépatique n'a pas du tout l'aspect jaune verdâtre des foies ictériques : il conserve sa couleur brune normale.

La *rate* est de volume et d'aspect normaux.

Les *reins* et les capsules surrénales ne présentent rien de particulier.

De par sa situation la tumeur exerçait surtout une compression sur l'aorte, mais aussi sur les deux troncs d'origine gauche de la veine porte (veine splénique et petite mésaraïque), mais pas du tout sur les voies biliaires. Il n'y avait aucune adhérence avec la veine cave inférieure.

L'examen histologique a confirmé le diagnostic de cancer. Les ganglions inguinaux que l'on a aussi examinés ne présentaient pas de dégénérescence cancéreuse.

OBSERVATION II

(MM. Pic et Tolot Prov. med. 1900. in thèse de Bachon,
Lyon 1900.)

La nommée B... Françoise, soixante-deux ans, entre le 15 mars 1898, à l'hospice du Perron, salle Sainte-Marie, dans le service de M. Pic.

Pas de renseignements sur les antécédents héréditaires, la malade n'ayant pas connu ses parents.

Antécédents personnels. — Réglée à dix-neuf ans, ménopause à cinquante ans. Un enfant à vingt-six ans mort au bout de deux jours. Pas d'alcoolisme, pas de syphilis. Dans sa jeunesse douleurs articulaires avec tuméfaction qui l'obligent à un séjour à l'Hôtel-Dieu et à la Croix-Rousse. Depuis son entrée au Perron elle n'a eu qu'une fois ces douleurs vives, mais elle souffre un peu dans les doigts et dans les reins.

Gastrite à vingt-huit ans ayant duré longtemps sans qu'elle puisse prendre un aliment.

Elle est traitée en 1878 pour une chute sur les reins : à la suite, impossibilité de la marche pendant quelque temps et légère rétention d'urine.

Pendant l'hiver 1897-98, Françoise B.... fait un séjour à l'infirmerie pour une bronchite.

Etat actuel. — 26 juillet. — La malade se plaint de dyspnée, d'effort, surtout quand elle monte un escalier. Cette dyspnée a augmenté depuis sa bronchite. Elle souffre également d'un point douloureux dans le côté gauche, en arrière, vers la colonne vertébrale.

Elle compare sa douleur à celle produite par une aiguille qui l'embrocherait. Cette douleur est presque continuelle avec des exacerbations, mais elle n'est pas influencée par l'ingestion des aliments. La malade n'a pas d'appétit et se force pour manger. Pas de dégoût pour les viandes. Indigestions fréquentes suivies de vomissements ; renvois aigres : pas d'hématémèses.

La malade a beaucoup maigri depuis sa sortie de l'infirmerie. Les téguments n'ont pas de teinte spéciale.

Cœur. — La paroi est soulevée sur une large surface ; la pointe semble battre dans le 5ᵉ espace intercostal gauche en dehors du mamelon. A l'auscultation on ne trouve rien d'anormal. Le pouls est petit régulier, les radiales roulent sous le doigt.

Poumons. — L'expiration est un peu prolongée.

Estomac. — Cicatrices de pastilles de potasse au creux épigastrique. La pression à ce niveau est douloureuse. On ne sent pas de tumeur, mais on trouve du clapotage et de la succussion (la malade ayant bu un bol de bouillon deux heures avant).

La pression des côtes à la partie moyenne et en arrière est douloureuse.

Rachis. — Scoliose dorsale à convexité droite avec courbure de compensation à la région lombaire. Traces de pointes de feu sur toute sa longueur.

Foie. — Rien d'anormal.

Urines. — De coloration normale. Un peu d'albumine, pas de sucre.

29 juillet 1898. — *Cœur.* — La pointe bat dans le 5ᵉ espace intercostal gauche au niveau du mamelon et un peu au-dessus. A la base, et particulièrement dans l'angle cleido-sternal droit, on perçoit un souffle systolique grave non perçu au niveau des carotides. Battements rétro-sternaux intenses ; rien à la pointe.

Matité augmentée, surtout au niveau du mamelon.

Radiales dures. Pouls régulier assez tendu (100 pulsations à la minute).

La dyspnée, qui était d'abord une dyspnée d'effort, est maintenant continuelle. Il y a 40 respirations à la minute.

La malade ne peut se coucher sur le côté gauche. Elle

souffre depuis un mois de piqûres aux régions dorso-lombaires et épigastriques et de douleurs en ceinture.

A l'épigastre on constate, au-dessous du rebord des fausses côtes gauches, une tumeur dure, vaguement circulaire, animée de battements, sans que l'on puisse dire que ces mouvements sont expansifs.

Cette tumeur est sonore à la percussion ; profonde submatité. Elle est peu mobile par les mouvements provoqués et semble suivre les mouvements respiratoires. La palpation profonde paraît établir une démarcation entre la tumeur et le foie.

A l'auscultation, sans appuyer le stéthoscope, on perçoit au niveau de la tumeur un souffle systolique intense. Les battements des fémorales semblent un peu en retard sur ceux des carotides. Dans la région lombaire, à gauche de la colonne vertébrale, on entend des battements plus nets que normalement. Les pupilles sont légèrement contractées. On ne trouve pas de clapotage stomacal. Toute la région sus-ombilicale est très douloureuse à la moindre pression.

2ı octobre 1898. — On constate que la matité précordiale varie suivant les changements de position.

A la région épigastrique, on note la persistance des battements au niveau du rebord des fausses côtes et de la ligne médiane, une tuméfaction dure. Les soulèvements ne semblent se faire que d'arrière en avant, très peu dans le sens latéral. En somme, peu ou pas d'expansion. Le souffle est très net et suivi d'un deuxième ton synchrone à la diastole du cœur.

A la percussion, les limites de la matité stomacale dessinent une ligne courbe à convexité inférieure dont les extrémités sont au niveau des hypocondres et la partie médiane à l'ombilic. La branche droite aboutit à la face inférieure du foie où l'estomac paraît fixé.

Ces limites sont confirmées par la palpation qui décèle de la rénitence au niveau de la grande courbure, Enfin, de temps en temps cette grande courbure se révèle à l'inspection, par des mouvements péristaltiques d'ailleurs vagues.

23 novembre 1898. — Le péristaltisme stomacal est pour ainsi dire constant et s'accompagne de péristaltisme abdominal. Le souffle est toujours très intense, même si on n'appuie pas le stéthoscope.

L'amaigrissement et la cachexie ont fait des progrès et sont extrêmes.

12 décembre. — Persistance de la tumeur pulsatile au niveau du creux épigastrique. A un travers de main au-dessous de la base de l'appendice xiphoïde, au niveau d'une ligne horizontale rasant le bord inférieur des fausses côtes, à trois travers de doigts au-dessus de l'ombilic, présence d'une tumeur dure animée de battements.

L'auscultation y fait percevoir un souffle systolique suivi d'un deuxième ton sourd assez vague.

Le péristaltisme stomacal a plutôt diminué d'intensité avec les progrès de la maladie et la cachexie. Pas de vomissements. L'alimentation étant devenue presque impossible à cause d'une douleur survenant dès que la malade cherche à s'alimenter, on donne à la malade des lavements alimentaires.

Au cœur : souffle systolique rude entendu à l'appendice xiphoïde; à la pointe retentissement métallique du second bruit.

Les urines de couleur rouge brique donnent un dépôt très abondant d'une substance pulvérulente blanchâtre.

Un peu d'albumine. Épais disque d'urates.

12 janvier 1899. — Depuis quelques jours la malade se cachectise de plus en plus.

La miction est complètement impossible et nécessite le cathétérisme. Les urines sont rouges couleur vin de Grenache. Elles ne contiennent pas de pigments biliaires.

La malade meurt dans la nuit.

Durant toute la maladie la température a été presque toujours normale ne dépassant jamais 38 degrés.

Autopsie faite le lendemain.

A l'ouverture de la cavité abdominale on constate immédiatement la présence d'une tumeur située exactement au niveau du creux épigastrique en rapport : en haut avec le foie ; en bas avec la petite courbure qu'il déprime, si bien que l'estomac allongé et en quelque sorte bilobé, lui forme une ceinture convexe, inférieurement.

Cette tumeur est adhérente à toutes les régions voisines ; estomac, intestin, vaisseaux, la dissection en est difficile. toutefois, on parvient à se rendre compte très nettement qu'elle est développée au niveau de la partie moyenne du corps du pancréas et en particulier au dépens de sa partie postéro-supérieure

A la coupe, on voit que la tête est complètement respectée ainsi qu'une languette au niveau du bord inférieur et de la queue. La tumeur est constituée par une substance nacrée très dure, lardacée, criant sous le scalpel, parsemée de tractus fibreux très épais et de vaisseaux béants En avant, cette tumeur se termine par une zône de transition avec la substance saine. La partie antérieure est souple et sous-jacente à la muqueuse duodénale qui est saine. Le cathétérisme du cholédoque est possible ; il n'y a sur son trajet aucun rétrécissement. Il est d'ailleurs complètement en dehors de la tumeur.

Estomac. — La muqueuse présente un épaississement considérable de sa musculature surtout aux approches du pylore. La cavité présente un rétrécissement dû à des adhérences à la face externe de l'estomac en deux points situés au niveau de la petite courbure. L'un au niveau du cardia, l'autre au niveau de la région parapylorique. Mais la région pylorique elle-même est saine. L'anneau n'est pas épaissi ; on trouve sur la muqueuse en plusieurs points, de petites tumeurs pédiculées. molles, ressemblant à des adénomes.

Le foie présente à la coupe des noyaux d'aspect taches de bougie, dont la plupart varient du volume d'une noisette à une mandarine. Ils ont l'aspect marron d'Inde à la coupe.

Il y a très peu de substance hépatique saine. Le poids du foie est de 1040 grammes.

Cœur. — Poids, 270 grammes, rien d'anormal.

Vaisseaux. — Rien à l'aorte, sauf qu'au niveau du tronc cœliaque elle est en rapport avec la tumeur qui devait la comprimer pendant la vie.

Reins. — Ils sont granuleux, la capsule est adhérente ; la substance corticale diminuée d'étendue. Nombreux kystes à leur surface. Le rein gauche pèse 120 grammes, le droit 90.

Rate. — Elle présente de nombreux infarctus cancéreux ; poids, 125 grammes.

Poumons. — Aux deux sommets, cicatrices fibreuses anciennes. Emphysème des portions moyennes et des bords antérieurs. A la base gauche, œdème. A la base droite broncho-pneumonie avec nombreux grains jaunes à la coupe. Les sommets sont adhérents.

Rien à l'intestin ni aux organes génitaux soigneusement examinés.

On prélève pour l'examen histologique des fragments de la tumeur du pancréas à la partie périphérique et au voisinage du cardia. Les fragments des divers organes sont aussi prélevés pour l'examen histologique :

Examen histologique. — La tumeur est constituée par un stroma fibreux très dense circonscrivant des alvéoles irrégulières et des loges pleines de cellules de forme vaguement cylindrique, très granuleuses, jaunâtres. Il y a, soit de simples traînées, soit des boyaux cellulaires pleins ou canaliculés. Les reins sont sains. Au cœur, aucune lésion, sauf un peu de sclérose du tissu conjonctif des espaces interfasciculaires.

OBSERVATION III

(Jaboulay et Destot, *Société des Sciences médicales*,
Lyon, 1890.)

M. Destot présente les pièces anatomiques d'un malade
opéré par M. Jaboulay. Il s'agit d'un homme adulte qui
avait eu une bonne santé jusqu'au mois de janvier dernier.

A ce moment, il ressentit des douleurs dans la région
épigastrique.

Au mois de juin, un médecin de Mâcon qu'il consulta
reconnut des battements et la présence d'un souffle dans la
région malade.

10 juillet. — M. Poncet songea à un anévrisme de
l'aorte abdominale, et conclut à la non-intervention.

A ce moment, M. Jaboulay prit le service et fit une
laparotomie. Le malade présenta de la fièvre depuis le
23 juillet.

A l'autopsie, on constata des noyaux cancéreux dans le
pancréas et de la généralisation dans le lobe gauche du foie.

M. Icard demande quels étaient les symptômes qui
avaient fait porter le diagnostic d'anévrisme.

M. Destot dit que la tumeur avait des battements et un
souffle communiqué, mais très net.

M. Gangolphe demande quel est le diagnostic qui a
amené à faire une laparotomie.

M. Jaboulay dit que M. Poncet avait fait le diagnostic
d'anévrisme, mais que ce diagnostic était peu acceptable; il
n'y avait pas de retard au pouls fémoral. M. Jaboulay fit
une laparotomie exploratrice. En soulevant le lobe gauche
du foie, il sentit quelque chose de dur et fit une ponction.
Il sortit un liquide qui ressemblait a du pus en formation.
La plaie fut drainée.

A l'autopsie, on trouva un cancer de la partie moyenne
du pancréas généralisé au foie.

OBSERVATION IV

(Thèse de Caron, obs. XXXIV.)

Femme de soixante-quatre ans, qui présente une douleur continue, c'est le seul symptôme subjectif.

A la palpation, on sent une tumeur pulsatile prise pour une dilatation aortique.

Diagnostic porté : ectasie de l'aorte. La tumeur ayant commencé à envelopper l'aorte près du tronc cœliaque amenait la production d'un bruit systolique distinct.

CHAPITRE III

De la lecture des observations qui précèdent, on peut conclure deux choses ;

La première, c'est que nos malades diffèrent du tout au tout de l'ensemble symptomatique du syndrome classique du cancer du pancréas, dit « syndrome de Bard et Pic ».

Par conséquent, ces malades doivent rentrer dans la catégorie des cas dits formes anormales du cancer du pancréas.

La seconde, c'est que parmi les formes anormales antérieurement décrites, aucune ne correspond exactement à ce syndrome, ainsi que nous allons le voir par une analyse détaillée des symptômes étudiés un à un.

Il est à peine besoin de discuter la première partie de nos conclusions. Ces observations diffèrent totalement de celles qui ont servi à créer le syndrome Bard et Pic, parce que nos malades manquent de toute la symptomatologie biliaire.

On n'a jamais constaté chez eux la moindre trace d'ictère, ni sur la peau ni sur les muqueuses. Jamais la moindre trace de pigments biliaires dans les urines ; jamais de décoloration des matières fécales. Or, dans le syndrome Bard et Pic l'ictère est constant, relativement précoce, et toujours progressif au point que les malades arrivent à présenter un teint olivâtre foncé tout à fait caractéristique. Les urines sont fortement coloriées par la bile, les fèces, au contraire, décolorées, argileuses.

Enfin, la vésicule biliaire est toujours distendue par la bile accumulée et arrive à constituer une véritable tumeur facilement perceptible à la palpation. Chez nos malades, la vésicule avait conservé ses dimensions normales, grâce à la perméabilité persistante des voies biliaires.

Nous sommes donc bien autorisé à dire que cette forme de cancer du pancréas diffère totalement de la forme classique.

Elle diffère aussi de la plupart des formes dites anormales déjà décrites, ainsi que nous allons le démontrer.

Ces formes anormales sont, il est vrai innombrables et il n'en existe pas de classification définitive.

Chaque auteur a proposé la sienne.

Parisot (th. Paris, 1892) décrit trois formes à côté du type classique :

1º Forme à sténose pylorique ;

2º Forme glycosurique (diabète maigre) ;

3º Forme latente.

Il n'y a aucune forme dans cette classification qui rappelle les symptômes que nous avons observés.

La classification de Lucron (th. Paris, 1893) est beaucoup plus complexe, et nous y trouvons signalée, tout au moins, la forme qui nous intéresse:

Il existe pour lui deux formes typiques et cinq formes frustes.

Les formes typiques sont :

1º Forme douloureuse ;

2º Troubles de la nutrition (diabète maigre).

Les formes frustes sont :

Trois avec symptômes de compression.

1º Des voies biliaires, ictère chronique ;

2º De la veine porte, ascite ;

3º De l'*aorte, anévrisme*.

Deux avec symptômes de propagation.

4º Cancer de l'estomac.

5º Cancer du foie.

Perdu (th. de Lyon 1893) propose une autre classifi-cation :

1º Forme biliaire avec ictère ;

2º Forme à sténose pylorique ;

3º Forme glycosurique (diabète maigre) :

4º Forme hépatalgique (douloureuse).

Enfin plus récemment MM. Pic et Tolot *(Prov. Med.* 1900), ont fait intervenir dans leur classification, outre l'évolution clinique, la notion du siège anatomique.

Ils divisent les cancers du pancréas en :

Cancer de la tête.

Cancer du corps.

Cancer de la queue.

Les cancers de la tête réalisent surtout le syndrome biliaire ou syndrome Bard et Pic, mais elle peut réaliser aussi :

La forme diabétique ;

La forme pseudo-pylorique ;

Une forme latente.

Les cancers de la queue sont surtout des cancers latents sans symptomatologie bien arrêtée.

Les cancers du corps enfin peuvent réaliser divers syndromes, ce sont en général des formes mal connues. Les auteurs admettent :

Une forme cachectique ou pseudo-hépatique.

Enfin et surtout une forme pseudo-anévrismale dont ils publient la première observation complète. C'est cette forme qui nous intéresse spécialement.

En effet chez notre malade nous n'avons observé ni symptômes diabétiques ni glycosurie; aucun trouble gastrique à part l'anorexie qui accompagne tout cancer viscéral; aucun symptôme pseudo-pylorique, aucun phénomène hépatalgique permettant de rattacher notre observation à l'une de ces formes. Et cependant il ne s'agissait pas d'une forme latente, car la symptomatologie a été assez riche pour attirer spécialement notre attention.

Il s'agissait de cette forme spéciale signalée vaguement par quelques auteurs, précisée par Pic et Tolot, la forme pseudo-anévrismale.

Les symptômes présentés par notre malade peuvent êtres ramenés à trois ordres principaux :

Des symptômes douloureux;

Des symptômes aortiques et artériels;

Des symptômes cachectiques.

Ces symptômes sont intéressants à étudier en eux-mêmes, mais ils sont remarquables aussi par leur évolution. Notre malade en effet est arrivé dans le service en pleine période d'état de son affection, le 20 juin 1901, il a succombé le 18 octobre 1901. Nous avons donc pu le suivre jour par jour pendant quatre mois, nous avons assisté à l'évolution de sa maladie et nous en avons suivi les transformations.

On peut diviser cette évolution en deux grandes périodes :

La première, que nous appellerons la période douloureuse et aortique, a duré trois mois.

La seconde que nous appelerons la période cachectique a succédé à la précédente, elle a duré un mois seulements. Les symptômes de la première période ont disparu peu à peu, l'état général a décliné rapidement et le malade a succombé avec de l'ascite et une émaciation extraordinaire par inanition ; il ne prenait plus aucune nourriture.

C'est la première période que nous voulons étudier surtout parce que c'est la plus intéressante à notre point de vue, puisque c'est celle durant laquelle se sont développés les symptômes aortiques et artériels sur lesquels nous voulons attirer l'attention.

Quand le malade est entré dans le service, les seuls troubles qu'il accusait étaient des phénomènes douloureux. Cet homme souffrait atrocement. Sa douleur était presque continue, mais avec des exacerbations intolérables qui lui arrachaient des cris et c'était cependant un malade très courageux. Ces exacerbations étaient surtout nocturnes et empêchaient tout sommeil. Le siège de la douleur était très fixe, on le déterminait facilement par la palpation. C'était dans l'abdomen, dans la région susombilicale, un peu à gauche de la ligne médiane, et assez profondément.

Il y avait là un point extrêmement douloureux à la

pression ; une pression un peu forte était intolérable.

En même temps, lorsqu'on appuyait la main à ce niveau, elle était soulevée par des battements très énergiques, il semblait qu'on eût la main directement au contact de l'aorte abdominale. Le foyer de battements correspondait à une tumeur qui avait tous les caractères d'une tumeur pulsatile.

L'auscultation à ce niveau faisait entendre un souffle synchrone à la diastole artérielle, suivi d'un bruit non soufflant.

Il existait en outre un éréthisme considérable de tout le système artériel. Le pouls radial était ample, presque bondissant, simulant le pouls de Corrigan. Les artères carotides à la région cervicale étaient soulevées par des battements rythmiques ; il n'y avait pas de retard du pouls fémoral sur le pouls radial ni d'un côté ni de l'autre. On n'entendait pas de double souffle crural de Duroziez. Enfin l'auscultation du cœur était négative au point de vue des lésions valvulaires on n'entendait aucun souffle ; mais les battements de la pointe étaient énergiques et rapides ; il y avait un véritable éréthisme du cœur.

Ces symptômes cardio-vasculaires étaient tellement intenses que tout d'abord, en raison des douleurs intolérables et de leur siège on pense à une poussée aiguë d'aortite abdominale ; puis, en raison de la tumeur, de ses battements expansifs, de son souffle, à un anévrisme. Ces deux diagnostics furent, il vrai, assez rapidement abandonnés ; mais le fait seul qu'ils s'imposèrent à l'examen, bien que résolus par la négative, montre bien l'aspect clinique de notre malade qui était loin alors de nous faire penser à un cancer du pancréas, l'état général s'étant encore conservé très bon.

Ces phénomènes artériels persistèrent pendant longtemps ainsi que les douleurs. La marche de ces deux symptômes fut semblable.

D'abord continus, ils devinrent intermittents, puis s'atténuèrent peu à peu et, au bout de trois mois, ils avaient complètement disparu.

Les douleurs, qui nécessitaient antérieurement des piqûres quotidiennes d'héroïne, ne se faisaient presque plus sentir, c'est à peine si on les réveillait encore par la pression profonde. Les battements expansifs n'existaient plus, on n'entendait plus de souffle, l'éréthisme artériel avait disparu.

En même temps l'état général du malade s'était beaucoup modifié, il avait beaucoup maigri. Depuis longtemps déjà l'anorexie avait pris des proportions telles que l'alimentation devenait impossible. Le malade avait parfois des envies qu'on s'empressait de satisfaire, mais sitôt que les aliments avaient touché ses lèvres, le dégoût apparaissait et en empêchait l'ingestion. Le peu qui était ingéré provoquait des digestions douloureuses, longues et pénibles, qui achevaient de décourager le malade.

Dès lors, il entrait dans la période cachectique.

A l'amaigrissement succédait l'émaciation, les yeux s'enfonçaient au fond des orbites, les pommettes devenaient saillantes, tout le squelette se dessinait sous la peau. Le teint du malade prenait une coloration jaune paille, des ganglions apparaissaient dans la région inguinale, d'abord petits, durs, roulant sous le doigt, peu à peu augmentant de volume ; de l'ascite se collectait lentement dans la cavité péritonéale, le diagnostic de cancer s'imposait de plus en plus.

Enfin le malade succombait aux progrès de la cachexie et de l'inanition.

Le malade de MM. Pic et Tolot présente une histoire clinique très analogue. L'intensité des douleurs et leur siège, la tumeur avec ses battements expansifs et son souffle étaient pour ainsi dire superposables, mais cette malade n'a pas présenté l'ensemble des symptômes d'éréthisme cardio-vasculaires qui ont été si nets dans dans notre observation.

Quant aux autres observations publiées, elles sont tout à fait trop incomplètes pour que nous puissions en tirer quoi que ce soit au point de vue de l'histoire clinique de la maladie qui nous occupe. Elles n'ont d'autre intérêt que celui de la vérification anatomique qui, en augmentant notre faisceau de preuves, nous permet de penser que nous n'avons pas affaire à une forme exceptionnelle, mais qu'une fois l'attention attirée là-dessus on pourra en multiplier les exemples.

CHAPITRE IV

Nous venons de voir par quelle symptomatologie spéciale se différencie la forme aortique, pseudo-anévrismale du cancer du pancréas. Elle s'individualise nettement.

Il nous reste maintenant à nous demander à quoi sont dues ces manifestations spéciales. Pour quelles raisons cette forme de cancer du corps du pancréas présente-t-elle un syndrome aussi dissemblable des formes classiques? Peut-on fournir une explication?

Il y a là deux points à considérer : les symptômes qui manquent et pourquoi ils manquent ; les symptômes qui existent et comment ils se manifestent.

Les symptômes qui manquent, ce sont :

Les symptômes biliaires ;

Les symptômes urinaires, glycosurie ;

Les symptômes pseudo-pyloriques ;

Les symptômes qui existent, ce sont :

Les douleurs ;

Les symptômes artériels et pseudo-anévrismaux;

La cachexie.

La localisation de la tumeur cancéreuse qui, dans toutes les observations que nous citons, était restée limitée au corps et à la queue du pancréas sans participation de la tête nous explique une partie de ces anomalies. Dans les autopsies il est soigneusement noté que les voies biliaires et, en particulier, le canal cholédoque ne sont en aucun point intéressés. On peut facilement cathétériser ces voies qui ont conservé leur perméabilité et n'ont pas subi de compression ; la bile continue à se déverser dans le duodénum, dout la muqueuse est vivement imprégnée en jaune, il n'y a pas de rétention, et par suite pas de distension de la vésicule biliaire. L'ictère ne fait donc pas partie de la symptomatologie de cette forme, il n'a été noté dans aucune de nos observations.

Le siège de la tumeur nous explique aussi que les symptômes pseudo-pyloriques aient pu manquer. Ces symptômes pseudo-pyloriques consistent dans des phénomènes de sténose, se traduisant par de la rétention et de la distension gastrique. Or, dans l'observation de MM. Pic et Tolot, il est noté que l'estomac ne présente pas de clapotage. Nous n'avons rien trouvé de semblable non plus chez notre malade, et l'autopsie nous a montré que la tumeur facilement isolable n'avait aucun rapport immédiat, ni avec la portion pylorique de l'estomac, ni avec l'intestin.

Notre malade, ni ceux dont nous rapportons l'histoire n'ont jamais présenté de troubles urinaires en particulier de glycosurie. Pendant les quatre mois, durant lesquels nous avons pu suivre notre cas, jamais nous n'avons constaté ni polyurie, ni albuminurie, ni glycosurie.

Le fait de la glycosurie dans le cancer du pancréas s'explique par la disparition de la glande qui est habituelle dans la forme classique ou du moins par son annihilation fonctionnelle. Or, en tant que le pancréas joue un rôle régulateur important dans la glycosurie hépatique, le désaccord existe seul dans l'interprétation de ce rôle. Lépine admet que le pancréas sécrète un ferment glycolitique qui favorise la consommation du sucre par les tissus; Chauveau et Kauffmann croient que le pancréas possède une action phrénatrice directe sur la fonction glycogénique.

Dans un cas comme dans l'autre la suppression du pancréas provoque la glycosurie.

Dans nos observations, précisément, le pancréas n'est pas supprimé, il continue à fonctionner d'une façon suffisante pour que la glycosurie ne se présente pas.

En effet, quelle est la portion la plus importante du pancréas, c'est évidemment la tête qui constitue à elle seule plus des deux tiers de la glande. C'est justement la partie restée saine. Dans notre autopsie notamment on fait remarquer que toute cette portion de la tête est constituée par un tissu très souple et remarquablement sain.

Donc, d'une part la localisation de la tumeur et, d'autre part, son peu d'étendue nous expliquent l'absence de certains symptômes. Comment faut-il expliquer maintenant ceux qui existent :

Les douleurs.

Les symptômes pseudo-anévrismaux.

L'éréthisme cardio-vasculaire.

Les phénomènes douloureux ne sont pas particuliers à la forme que nous étudions. La douleur ne manque dans aucun cas de cancer du pancréas, sauf peut-être dans les

formes latentes. Chez certains malades elle devient tout
à fait prédominante au point qu'on a décrit des formes
douloureuses, des formes hépatalgiques. L'explication
de ces phénomènes douloureux a déjà été donnée par
nombre d'auteurs. Elle est tirée de la richesse des con-
nexions nerveuses du pancréas.

La glande pancréatique est très riche en terminaisons
nerveuses vaso-motrices, excito-sécrétoires. Mais aussi
en terminaisons sensitives. Ces dernières se font dans
des corpuscules de Pacini, elles ont été bien étudiées
par Krause et Sokoloff. D'autre part, le pancréas est
situé au voisinage immédiat du plexus solaire et du
plexus cœliaque qui sont toujours intéressés dans une
certaine mesure par les tumeurs de cet organe. Le
pneumogastrique joue sans doute un rôle important
dans ces troubles sensitifs assez intenses, parfois, pour
provoquer la mort subite comme dans un cas de Lance-
reaux. Mais ces plexus sont formés aussi en grande
partie par le sympathique dont on connaît aujourd'hui
le rôle dans la genèse des névralgies. Les tentatives
chirurgicales sur le sympathique dans les névralgies
rebelles, semblent avoir donné entre les mains de Jaboulay des résultats confirmatifs de ces idées. Il semble
donc que le sympathique, par l'intermédiaire de ces
plexus, joue un rôle considérable dans la production
de ces crises douloureuses profondes, lancinantes, inter-
mittentes avec exacerbations et périodes d'accalmie qui
en font de véritables accès de névralgie pancréatique.

Il se produit sans doute sous l'influence de l'irritation
provoquée par la tumeur, une véritable névrite sympathique, c'est la période des crises douloureuses.

Au bout de quelque temps, les filets nerveux sont complètement dégénérés, c'est ce qui explique que la douleur s'atténue et qu'elle puisse même arriver à disparaître.

Nous sommes là, bien entendu, dans le domaine des hypothèses, nous concluons ici d'après ce qui a été observé ailleurs, car nous n'avons fait en l'espèce aucune recherche personnelle qui nous permette d'affirmer quoi que ce soit.

Les symptômes pseudo-anévrismaux sont aussi jusqu'à un certain point explicables. La tumeur est profondément située, elle siège immédiatement en avant de l'aorte et du tronc cœliaque qu'elle comprime. Cette compression gêne la diastole artérielle. La tumeur est soulevée par chaque ondée sanguine qui lui communique des battements. Cette tumeur est très vasculaire, elle intéresse parfois les branches issues du tronc cœliaque. Une telle disposition explique l'expansion plus ou moins marquée, qui se communique à la tumeur et accompagne chaque battement.

Enfin le souffle s'explique aussi par la compression de l'aorte ; la tumeur par son poids crée un véritable point rétréci, qui provoque la formation d'une veine fluide dans la portion, relativement dilatée, qui lui succède. Il y a là la réalisation de toutes les conditions exigées par Chauveau pour la production d'un souffle.

L'éréthisme cardio-vasculaire que nous avons observé aussi, ne fait que rendre plus évidents et plus intenses ces symptômes pseudo-anévrysmaux.

Comment peut-on expliquer cet éréthisme? Là encore

nous entrons dans le domaine des hypothèses et des comparaisons.

Cet éréthisme se traduit par des battements cardiaques énergiques et rapides, par des soulèvements artériéls exagérés faisant penser à la maladie de Corrigan.

Il y a là quelque chose de comparable aussi à ce qu'on observe dans la maladie de Barsedow au point de vue artériel.

Ne serait-on pas autorisé à faire intervenir le sympathique comme on le fait intervenir dans le goître exophtalmique?

Le sympathique est le nerf accélérateur du cœur. Cette action ne peut-elle être mise en jeu d'une façon directe ou indirecte par des réflexes plus ou moins compliqués?

C'est sans doute dans cet ordre d'idées qu'il faut chercher l'explication des symptômes artériels.

Ce qu'il y a eu de remarquable dans notre observation c'est la marche parallèle qu'ont suivie les phénomènes douloureux et les phénomènes artériels. Aussi est-il permis de se demander si ce ne sont pas les troubles de la sensibilité qui furent le point de départ du réflexe cardio-vasculaire. L'éréthisme circulatoire disparut, en effet, en même temps que les crises douloureuses. Peut-être parce que les filets sensitifs, détruits peu à peu par un processus névritique ayant son point de départ dans la tumeur, sont devenus incapables de provoquer le réflexe. Ou bien encore, parce que le système cardio-vasculaire devenait peu à peu moins sensible à une excitation continue envers laquelle il s'émoussait progressivement.

Pour pouvoir trancher utilement la question il faudrait avoir pour point de départ une base solide. Il aurait fallu se rendre compte de l'état du plexus solaire et de ses annexes; faire l'examen histologique des réseaux du plexus ; rechercher l'existence ou l'absence de lésions névritiques sur leurs trajet. Cet examen n'ayant pas été pratiqué, nous devons nous borner à des hypothèses parmi lesquelles celles de la mise en jeu de l'action excito-motrice du sympathique sur le système cardio-vasculaire est une des moins invraisemblables.

Quoi qu'il en soit de son explication pathogénique, cet éréthisme contribuait à mettre en valeur les symptômes pseudo-anévrismaux. La circulation étant activée, le souffle perçu devenait plus intense, les battements expansifs de la tumeur plus marqués. Au contraire, la disparition des signes artériels coïncidait aussi, avec l'affaiblissement et la disparition des symptômes d'ectasie aortique.

En résumé, un fait est absolument remarquable dans notre observation, c'est le parallélisme absolu des trois symptômes importants sur lesquels nous avons insisté :

Douleurs vives ;

Eréthisme cardio-vasculaire;

Symptômes pseudo-anévrismaux.

Ces trois signes apparaissaient en même temps, augmentaient d'intensité tous ensemble et disparaissaient également d'une façon progressive et simultanée.

A la disparition de ces symptômes a succédé une dernière période de la maladie, celle-là purement cachectique. Cette cachexie s'est comportée comme dans la plupart des cancers viscéraux. Elle a marché vite, elle s'est accompagnée d'un amaigrissement véritablement effrayant, et d'une anorexie telle que le malade a succombé autant à l'inanition qu'aux progrès de son mal.

CHAPITRE V

Le diagnostic clinique de la forme particulière de cancer du pancréas, que nous venons d'étudier, est évidemment possible, mais il faut y penser. Il faut connaître cette symptomatologie particulière qui, au premier abord, n'éveille pas du tout l'idée du cancer du pancréas. Si nous avions eu connaissance de l'observation de MM. Pic et Tolot, peut-être aurions-nous posé de bonne heure ce diagnostic. Mais, nous n'avons connu cette observation qu'après coup, lorsque nous avons fait des recherches bibliographiques sur la question.

Aussi, dans les premiers jours qui suivirent l'entrée du malade à l'Hotel-Dieu, on pensa d'abord à de l'aortite aiguë abdominale, puis à un anévrisme de l'aorte. Ces deux diagnostics furent tour à tour abandonnés.

Celui d'aortite avait été éveillé par l'intensité, la persistance, la fixité des douleurs. Leur siège au niveau du point où l'on percevait des battements aortiques énergiques. Leur exaspération par la pression sur l'aorte abdominale. Toutefois, on ne constatait aucun signe d'aortite à la région thoracique. L'auscultation du cœur restait négative.

Le diagnostic d'anévrisme de l'aorte abdominale fut rejeté aussi. Il existait bien une tumeur douloureuse et animée de battements, mais ceux-ci, tout en présentant une certaine expansion, n'avaient pas l'ampleur des battements de l'anévrisme vrai. Enfin et surtout malgré un examen très minutieux, souvent renouvelé à toutes les heures du jour et dans toutes les conditions possibles, jamais on ne put trouver la moindre différence, ni le moindre retard entre le pouls fémoral et le pouls radial.

L'éréthisme artériel ne pouvait faire penser ni à une maladie de Corrigan, que l'auscultation du cœur montrait absente, ni à une maladie de Basedow, il n'y avait ni goître, ni tremblement, ni exophtalmie.

Le malade n'était pas du tout névropathe. Aucune de ces affections, d'ailleurs, ne pouvait expliquer les symptômes abdominaux, si intenses, et qui paraissaient tout à fait anormaux.

Ainsi, la première partie de l'évolution de cette maladie, loin de nous mettre sur la voie, égarait plutôt le diagnostic. Nous n'avons été amené au diagnostic de cancer que lorsque la cachexie, l'amaigrissement, l'anorexie sont devenus prédominants. Lorsque nous avons vu apparaître et grandir peu à peu, d'une part, des ganglions dans les plis inguinaux; d'autre part, de l'ascite dans l'abdomen.

Une fois le diagnostic de néoplasme posé, il s'agit encore d'en déterminer le siège exact. L'hésitation ne pourrait guère exister qu'entre l'intestin, l'estomac, le pancréas. Le foie ne saurait entrer en ligne de compte, le cancer primitif du foie présente un aspect et une marche qui sont tout à fait caractéristiques. Le cancer secondaire du foie s'éclipse ordinairement derrière le cancer primitif causal. Il s'agit de tumeur superficielle, bosselée, facilement accessible, prêtant rarement à erreur.

S'agit-il d'un cancer de l'intestin ; ce ne peut être que de l'intestin grêle et même le duodénum en raison de la fixité de la tumeur.

Les cancers du duodénum peuvent être divisés suivant leur siège en :

Cancer sus-vatérien :

Cancer vatérien ;

Cancer sous-vatérien ;

La première forme réalise la symptomatologie du cancer du pylore.

Elle réalise une véritable sténose avec dilatation et rétention gastrique. Nous avons vu que nos malades ne présentaient pas ce syndrome.

La seconde forme réalise une symptomatologie qui simule celle du cancer des voies biliaires ou du cancer de la tête du pancréas (Syndrome Bard et Pic). Nous avons déjà fait remarquer que, dans aucune de nos observations, on n'a noté le syndrome biliaire.

Enfin la troisième forme réalise une symptomatologie plutôt intestinale, elle s'accompagne aussi de reflux de la bile dans l'estomac avec vomissements bilieux, tout autant de symptômes que nous n'avons pas observés.

Le cancer est-il gastrique ? Nous avons déjà éliminé le syndrome réalisé par le cancer du pylore.

Si le néoplasme siégeait aux faces ou aux courbures sans intéresser les orifices de l'estomac. il pourrait évoluer sans symptomatologie gastrique bien évidente. Mais il s'agit alors d'une tumeur moins fixe, plus mobile, moins vivement douloureuse, pouvant provoquer des hématémèses ou des mélœna.

Notre néoplasme siège donc sur le pancréas. Il ne siège

pas à la tête, puisque nous n'avons pas de syndrome biliaire, il ne siège pas uniquement à la queue, cette forme étant rare, toujours latente d'après les auteurs. C'est donc un cancer du corps du pancréas.

La forme pylorique ou duodénale pourrait à la rigueur, par ses rapports avec l'aorte, réaliser dans une certaine mesure la symptomatologie pseudo-anévrismale, mais nous n'avons trouvé aucune observation dans laquelle cette symptomatologie fût aussi accusée que dans les cas de cancer du pancréas que nous rapportons. Dans aucun non plus on ne note des douleurs aussi intenses, aussi exacerbantes que celles que l'on rencontre dans les formes pancréatiques ; douleurs qui doivent leur caractère au voisinage immédiat du plexus solaire et à la richesse de la glande en terminaisons nerveuses.

En résumé toutes les fois qu'on voit se produire chez un malade des symptômes pseudo-anévrismaux non justifiés par les modifications périphériques de la circulation ; accompagnés de douleurs vives, lancinantes presque continues, siégeant dans la portion profonde de la partie sus-ombilicale de l'abdomen, au voisinage de la ligne médiane

Quand ces symptômes ne s'accompagnent d'aucun trouble biliaire, d'aucun signe de rétention gastrique, d'hématémèse ou de mélœna. Quand la maladie évolue vers la cachexie et que l'idée d'un néoplasme devient de plus en plus probable, on est autorisé à conclure à l'existence d'un cancer du corps du pancréas.

CONCLUSIONS

I. Il existe une forme spéciale de cancer du pancréas qui, jusqu'à ce jour, a presque passé inaperçue.

II. Cette forme se distingue par son siège anatomique qui intéresse uniquement le corps et quelquefois aussi la queue du pancréas sans que la tête participe à la lésion.

III. Elle se distingue aussi par sa symptomatologie spéciale :

a) Absence de la plupart des signes classiques ordinaires du cancer du pancréas particulier, en la glycosurie, le syndrome biliaire.

b) Existence de symptômes habituels aux cancers pancréatiques.

Phénomènes douloureux persistants très intenses et revenant sous forme de véritables accès.

Evolution définitive vers la cachexie.

c) Présence des symptômes anormaux tels que :

Symptômes pseudo-anévrisimaux ;

Eréthisme cardio-vasculaire.

IV. Une telle forme semble justifier la dénomination de :

Cancer du corps du pancréas à forme aortique pseudo-anévrismale.

BIBLIOGRAPHIE

Caron, th. de Paris, 1889,

Jaboulay et Destot, Société des sciences médicales, Lyon, 1899.

Mirallié, Gazette des hôpitaux (19 août 1893).

Pic et Tolot, Province médicale (mai-juin 1900).

Bachon, thèse de Lyon, 1900.

Testut, Traité d'anatomie humaine, t. III.

Fr. Franck, Académie de médecine (30 mai 1899).

Jaboulay, Province médicale (mars 1899).

Herbet, thèse Paris, 1899.

Potain, Clinique de la Charité.

Morel, thèse, Lyon, 1879.

Hayden, The British medical Journal, 1868.

Perdu, th. de Lyon, 1893.

TABLE

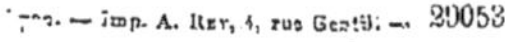

 . — Imp. A. Rey, 4, rue Gentil. — 29053

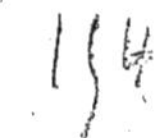

www.ingramcontent.com/pod-product-compliance
Ingram Content Group UK Ltd.
Pitfield, Milton Keynes, MK11 3LW, UK
UKHW020023080726
13614UKWH00004B/1530